FRACTURE

THINGS YOU SHOULD KNOW
(QUESTIONS ET REPONSES)

Rumi Michael Leigh

Introduction

Je voudrais vous remercier et vous féliciter pour avoir acheté ce livre, "Fracture, ce que vous devriez savoir (questions et réponses)".

Ce livre vous aidera à comprendre, à réviser et à avoir une bonne connaissance générale et des mots-clés de différents types de fractures.

Merci encore d'avoir acheté ce livre, j'espère que vous l'apprécierez !

Chapitre 1

1) Qu'est-ce qu'une fracture osseuse ?

- Une fracture osseuse est une fissure ou une cassure d'un os.

2) Quelles sont les causes d'une fracture osseuse ?

- Une fracture osseuse peut être provoquée par une force mécanique telle qu'un traumatisme, une blessure ou une maladie.

3) Donner un exemple de traumatisme pouvant causer une fracture osseuse.

- Un exemple de traumatisme pouvant provoquer une fracture osseuse est une chute.

4) Quel type de maladies peut provoquer une fracture osseuse ?

- L'ostéoporose et le cancer des os peuvent provoquer une fracture osseuse.

5) Qu'est-ce que l'ostéoporose ?

- L'ostéoporose est une perte rapide de densité osseuse.

6) Qu'est-ce qu'une articulation ?

- Une articulation est un endroit où deux os ou plus se rencontrent.

7) Quelle est la couche interne molle d'un os ?

- La couche interne molle d'un os est l'os spongieux.

8) Quelle est la couche externe dure d'un os ?

- La couche externe dure d'un os est la corticale.

9) Quelle est la couche de l'os qui recouvre la corticale ?

- La couche de l'os qui recouvre la corticale est le périoste.

10) Le périoste entoure-t-il toutes les parties d'un os?

- Non, le périoste n'entoure pas toutes les parties d'un os.

Chapitre 2

1) Quelle partie de l'os le périoste n'est-il pas entouré ?

- Le périoste n'entoure pas les zones d'une articulation.

2) En quoi consiste principalement le périoste ?

- Le périoste est principalement constitué de fibres de collagène et de fibres nerveuses.

3) Quelle est la couche cellulaire interne du périoste?

- La couche cellulaire interne du périoste est le cambium.

4) Qu'est-ce que l'ostéon ?

- Ostéon est l'unité structurelle d'un os cortical.

5) Que sont les ostéoblastes ?

- Les ostéoblastes sont des cellules impliquées dans la formation osseuse.

6) Que sont les ostéoclastes ?

- Les ostéoclastes sont des cellules impliquées dans la dégradation des os.

7) Qu'est-ce que l'épiphyse ?

- L'épiphyse est la pointe arrondie d'un os long.

8) Qu'est-ce que la diaphyse ?

- La diaphyse est la partie principale d'un os long.

9) Quelle partie de l'os se situe entre l'épiphyse et la diaphyse ?

- La métaphyse se situe entre l'épiphyse et la diaphyse.

10) Que contient la métaphyse ?

- La plaque de croissance est dans la métaphyse.

Chapitre 3

1) Quelle est la fonction de la plaque de croissance?

- La plaque de croissance se développe pendant l'enfance.

2) Qui guérissent plus vite après une fracture, les enfants ou les adultes ?

- Les enfants guérissent plus vite que les adultes après une fracture.

3) Pourquoi les enfants guérissent-ils plus vite que les adultes après une fracture ?

- Les enfants guérissent plus vite que les adultes après une fracture car le périoste chez les enfants est plus fort et plus souple que le périoste chez les adultes.

4) Qu'est-ce qu'une luxation ?

- Une luxation est une situation dans laquelle un os se sépare d'une articulation.

5) Quel est un autre nom pour une luxation ?

- Un autre nom pour une luxation est le déboîtement.

6) Quelle est la fonction d'un tendon ?

- Un tendon attache un os à un muscle.

7) Quelle est la fonction d'un ligament ?

- Un ligament attache un os à un autre os.

8) Qu'est-ce qu'est-ce qui provoque l'hématome ?

- L'hématome survient lorsque le sang s'échappe des vaisseaux sanguins, généralement causé par une blessure.

9) Qu'est-ce que la nécrose ?

- La nécrose est la mort des tissus cellulaires.

10) Qu'est-ce qu'un abcès ?

- Un abcès est une accumulation de pus.

Chapitre 4

1) Quels sont les types d'os ?

- Les types d'os sont les os sont longs, courts, plats et irréguliers.

2) Quels sont les types de fractures osseuses ?

- Les types de fractures osseuses sont les fractures ouvertes, fermées, complexes, incomplètes, en bois vert, comminutive, transversales, obliques et en spirale.

3) Qu'est-ce qu'une fracture ouverte ?

- Une fracture ouverte est une fracture qui survient lorsque l'os se brise et pénètre dans la peau.

4) Comment appelle-t-on une fracture ouverte ?

- Une fracture ouverte est aussi appelée une fracture composée.

5) Qu'est-ce qu'une fracture fermée ?

- Une fracture fermée est une fracture qui survient lorsque l'os se brise mais ne pénètre pas dans la peau.

6) Comment appelle-t-on une fracture fermée ?

- Une fracture fermée s'appelle aussi une fracture simple.

7) Qu'est-ce qu'une fracture complète ?

- Une fracture complète est une fracture dans laquelle l'os est complètement cassé et séparé.

8) Qu'est-ce qu'une fracture incomplète ?

- Une fracture incomplète est une fracture dans laquelle l'os est partiellement cassé.

9) Qu'est-ce qu'une fracture en bois vert ?

- Une fracture en bois vert est une fracture dans laquelle un côté de l'os est plié tandis que l'autre côté est brisé.

10) Une fracture en bois vert est-elle une fracture complète ou incomplète ?

- Une fracture en bois vert est une fracture incomplète.

Chapitre 5

1) Qu'est-ce qu'une fracture en spirale ?

- Une fracture en spirale est une fracture provoquée par une torsion de l'os.

2) Qu'est-ce qu'une fracture transversale ?

- Une fracture transversale est une fracture qui traverse l'os à 90 degrés par rapport à l'axe de l'os.

3) Qu'est-ce qu'une fracture comminutive ?

- Une fracture comminutive est une fracture dans laquelle l'os est décomposé en plusieurs fragments.

4) Qu'est-ce qu'une fracture oblique ?

- Une fracture oblique est une fracture dans laquelle l'os se casse en diagonale.

5) Une fracture oblique est-elle une fracture complète ou une fracture incomplète ?

- Une fracture oblique est une fracture complète.

6) Qu'est-ce qu'une fracture osseuse non déplacée?

- Une fracture osseuse non déplacée survient lorsque les os de la fracture ne bougent pas.

7) Qu'est-ce qu'une fracture osseuse déplacée ?

- Une fracture osseuse déplacée survient lorsque les os de la fracture bougent.

8) Qu'est-ce qu'une fracture linéaire ?

- Une fracture linéaire est une fracture verticale.

9) Quels sont les signes et symptômes d'une fracture osseuse ?

- Les signes et les symptômes d'une fracture osseuse sont la douleur, un gonflement, une déformation, un saignement, des os saillants de la peau, des ecchymoses, une difficulté à déplacer la région fracturée, un œdème, un craquement, etc.

10) Quelles sont les complications des fractures osseuses ?

- Les complications des fractures osseuses sont des lésions nerveuses, une infection, une embolie, etc.

Chapitre 6

1) Quelles sont les stades d'une réparation d'une fracture osseuse ?

- Les stades d'une réparation d'une fracture osseuse sont l'hématome, le cal fibro-cartilagineux, le cal osseux et le remodelage.

2) Que se passe-t-il pendant le stade d'hématome d'une réparation de fracture osseuse ?

- Au cours du stade d'hématome d'une réparation de fracture osseuse, une hémorragie se produit, suivie d'une formation de sang coagulé.

3) Que se passe-t-il pendant le stade du cal fibro-cartilagineux d'une réparation d'une fracture ?

- Au cours du stade du cal fibro-cartilagineux d'une réparation de fracture osseuse, il se produit une régénération osseuse. Ce stade a généralement lieu dans quelques jours, environ 2 ou 3 jours. La régénération osseuse se fait par les actions des fibroblastes et des ostéoblastes.

4) Que se passe-t-il pendant le stade du cal osseux d'une réparation de fracture osseuse ?

- Au cours du stade de cal osseux d'une réparation de fracture osseuse, le cal fibro-cartilagineux est transformé en un cal osseux d'os spongieux. Ce processus prend plus de temps, environ 2 mois.

5) Que se passe-t-il pendant le stade de remodelage osseux d'une réparation de fracture?

-   Pendant le stade de remodelage d'une réparation de fracture osseuse, le cal osseux est remodelé par les actions des ostéoclastes et des ostéoblastes. Ce processus prend plusieurs mois.

6) Que devrait-on faire immédiatement après une fracture ?

-   Immédiatement après une fracture, la zone fracturée doit être immobilisée autant que possible.

7) Comment une fracture est-elle normalement diagnostiquée ?

-   Une fracture est normalement diagnostiquée avec une radiographie.

8) Quelle est l'utilisation de la glace lors d'un incident de fracture ?

-   La glace empêche le gonflement lors d'une fracture.

9) Qu'est-ce qu'un analgésique ?

-   Un analgésique est un médicament qui soulage la douleur.

10) Donner un exemple d'analgésique courant pour le traitement d'une fracture.

- L'administration de morphine est un exemple courant d'analgésique utilisé dans le traitement des fractures.

Chapitre 7

1) Qu'est-ce que le syndrome du compartiment ?

- Le syndrome du compartiment est lorsqu'il y a une pression élevée dans un compartiment musculaire.

2) Qu'est-ce que la paralysie ?

- La paralysie est la perte de la fonction musculaire.

3) Quelle est la cause de la paralysie ?

- La paralysie peut être causée par des lésions des cellules nerveuses.

4) Qu'est-ce que la pâleur ?

- La pâleur est une apparence pâle anormale de la peau.

5) Quelle est la cause de la pâleur ?

- La pâleur est causée par une diminution de l'apport de sang dans la zone touchée.

6) Que signifie "mye" dans l'ostéomyélite ?

- "Mye" signifie moelle.

7) Qu'est-ce que c'est « Ostéo » ?

- Ostéo signifie os.

8) Que signifie "ite" dans l'ostéomyélite ?

- "Ite" signifie inflammation.

9) Qu'est-ce que l'ostéite ?

- L'ostéite est une inflammation de l'os.

10) Quels sont les signes d'infection ?

- Les signes d'infection sont la douleur, le gonflement, la rougeur, la chaleur, la fièvre, le malaise, etc.

Chapitre 8

1) Qu'est-ce que l'hyperthermie ?

- L'hyperthermie est lorsque la température corporelle est supérieure à la température corporelle normale.

2) Qu'est-ce que la poïkilothermie ?

- La poïkilothermie est l'incapacité d'une personne à réguler sa température corporelle.

3) Qu'est-ce que la tachypnée ?

- La tachypnée est une respiration irrégulière rapide.

4) Qu'est-ce que la tachycardie ?

- La tachycardie est un rythme cardiaque irrégulier.

5) Qu'est-ce que la paresthésie ?

- La paresthésie est une affection neurologique qui provoque des sensations de brûlure, de picotement et d'engourdissement de la peau.

6) Qu'est-ce que les pétéchies ?

- Les pétéchies sont une affection cutanée causée par un saignement sous la peau.

7) Qu'est-ce que le fascia ?

- Le fascia est le tissu conjonctif qui entoure et
   soutient tous les organes et toutes les cellules du
   corps.

8) Qu'est-ce qu'une embolie graisseuse ?

- Une embolie graisseuse est la présence de
   graisse dans le sang.

9) Quel est le signe principal d'embolie graisseuse
    chez un patient fracturé ?

- Le signe principal d'embolie graisseuse chez un
   patient fracturé est un changement de son état
   mental.

Chapitre 9

1) Qu'est-ce que l'hyperhidrose ?

- L'hyperhidrose est une transpiration excessive et anormale.

2) Qu'est-ce que le tétanos ?

- Le tétanos est une infection bactérienne qui provoque des spasmes dans les muscles.

3) L'infection par le tétanos est-elle douloureuse ?

- Oui, l'infection par le tétanos est très douloureuse.

4) Quels sont les signes et symptômes d'une infection par le tétanos ?

- Les signes et symptômes d'une infection par le tétanos sont des contractures extrêmement douloureuses, une hyperhidrose, une hyperthermie, une difficulté à avaler et une hypertension.

5) Qu'est-ce que le staphylocoque ?

- Le staphylocoque est une bactérie à Gram positif.

Chapitre 10

1) Qu'est-ce qu'une traction ?

- La traction est une technique permettant de réaligner une fracture.

2) Qu'est-ce que l'ostéosynthèse ?

- L'ostéosynthèse est un traitement visant à la stabilisation d'un os due à une fracture.

3) Quels sont les matériaux utilisés lors de l'ostéosynthèse ?

- Les matériaux utilisés lors de l'ostéosynthèse sont des vis, des tiges, des plaques et un dispositif de fixateur externe, etc.

4) Qu'est-ce qu'un dispositif de fixateur interne ?

- Un dispositif de fixateur interne est un dispositif qui est attaché à l'os et se trouve à l'intérieur de la peau.

5) Qu'est-ce qu'un dispositif de fixateur externe ?

- Un dispositif de fixateur externe est un dispositif qui est attaché à l'extérieur de la peau.

6) Quand un fixateur externe est-il normalement indiqué ?

- Une fixation externe est normalement indiquée lorsqu'une fracture est très complexe et ne permette pas une fixation interne.

7) Un dispositif de fixateur interne peut-il être ajusté?

- Non, un dispositif de fixateur interne ne peut pas être ajusté.

8) Un dispositif de fixateur externe peut-il être ajusté?

- Oui, un dispositif de fixateur externe peut être ajusté.

9) Qu'est-ce qu'une réduction osseuse ?

- Une réduction osseuse est de replacer un os à son origine.

10) Il y a combien de types de réduction osseuse ?

- Il y a deux types de réduction osseuse.

11) Quels sont les types de réduction osseuse ?

- Les types de réduction osseuse sont la réduction osseuse ouverte et la réduction osseuse fermée.

12) Qu'est-ce qu'une réduction osseuse ouverte ?

- Une réduction osseuse ouverte est une réduction osseuse réalisée chirurgicalement.

13) Qu'est-ce qu'une réduction d'osseuse fermée ?

- Une réduction osseuse fermée est une réduction osseuse effectuée manuellement.

14) Qu'est-ce qui est généralement placé sur une zone après une réduction osseuse ouverte ?

- Après une réduction osseuse ouverte, un dispositif de fixation est généralement placé sur la zone.

15) Qu'est-ce qui est généralement placé sur une zone après une réduction osseuse fermée ?

- Après une réduction osseuse fermée, un plâtre est généralement placé sur la zone.

Conclusion

24

Merci encore d'avoir acheté ce livre. J'espère que cela vous a aidé dans votre cheminement pour comprendre les différents types de fracture.

S'il vous plaît, si vous avez apprécié ce livre, j'aimerais que vous laissiez un commentaire. Ce serait apprécié.

Je vous remercie.